AF377406

La Cure de Châtel-Guyon

chez les Enfants

ACTION des EAUX de CHATEL-GUYON

sur la Nutrition

Indications et Contre-indications

PAR

Le Docteur G. PESSEZ

Médecin-Consultant à Châtel-Guyon

Membre de la Société d'Hydrologie Médicale de Paris,
de la Société Médico-chirurgicale, de la Société Médicale des Praticiens
et de la Société Médicale du XIe Arrondissement.

Médailles de Bronze et d'Argent de l'Académie de Médecine.

SAINT - DIZIER

TYPOGRAPHIE ET LITHOGRAPHIE O. GODARD

1904

La Cure de Châtel - Guyon
chez les Enfants

Les eaux minérales semblent, depuis quelques années, prendre une place de plus en plus grande dans la thérapeutique des maladies chroniques. A cela il est plusieurs raisons dont une seule doit nous intéresser ici tout particulièrement : c'est qu'en effet, depuis que la chimie et la minéralogie biologiques nous ont permis de pénétrer plus avant dans les phénomènes intimes de la nutrition, l'action des eaux minérales s'est précisée davantage et leurs effets utiles ou nuisibles se sont dévoilés à nos yeux avec moins d'incertitude.

Les faits de la clinique ainsi contrôlés, rejetés ou confirmés, nous obligent actuellement à plus de précision et aussi à plus de modestie dans le choix des indications de chacune de nos stations thermales, et le moment est venu de dégager les monographies sur les eaux minérales de tout l'amas confus et souvent contradictoire des multiples affections, dont la cure est censée relever de chacun de nos centres thermaux. Ce ne seront, certes, pas nos confrères de la ville et de la campagne qui auront à se plaindre de ce changement de méthode : il y a beau temps que, à juste titre, ils réclament un fil conducteur au milieu du dédale inextricable et touffu qu'est, le plus souvent, le fameux chapitre des indications hydrominérales. Nous avons tout lieu de croire également que, si les médecins et leurs malades y trouvent leur compte, les vraies stations thermales ne peuvent elles-mêmes qu'y gagner en valeur et en réputation.

Nous allons, en ce qui nous concerne, essayer de nous conformer à cette manière de faire et de ne donner ici, à l'égard de la *Cure de Châtel-Guyon chez les Enfants*, que des notions aussi nettes, aussi précises et aussi pratiques que possible.

Composition, caractéristique. — Les eaux de Châtel-Guyon sont des eaux *chaudes, gazeuses, chlorurées sodiques et magnésiennes, bicarbonatées mixtes, lithinées et fortement ferrugineuses.* Les éléments minéraux qui prédominent dans ces eaux sont : le chlorure de sodium, le chlorure de magnésium, le bicarbonate de calcium et le bicarbonate de fer. Ce qui leur assigne un caractère propre et fait leur originalité, c'est le *chlorure de magnésium.*

Action. — Grâce à l'action reconnue du *chlorure de magnésium* sur les fibres lisses de la tunique musculaire du tube digestif et de ses annexes, les eaux de Châtel-Guyon sollicitent les contractions de l'estomac, de l'intestin et des canaux biliaires, excitent les sécrétions biliaire et intestinale, et portent sur la tunique muqueuse de ces organes leurs effets stimulants, détersifs et cicatrisants. Ce sont donc des eaux *motrices* du tube digestif et particulièrement de l'intestin ; elles sont *éliminatrices du bol fécal* et provoquent en même temps une *asepsie* relative et prolongée du canal intestinal.

Sous leur influence, le chimisme gastrique indique une *diminution* de l'acidité et des fermentations anormales.

D'autre part, leur action sur la *nutrition,* ainsi qu'il résulte de nos expériences, trop longues à rappeler dans ce court article, se peut résumer en ces quelques lignes : 1° Activité plus considérable dans la sécrétion des reins, dans les échanges azotés et dans les oxydations ; 2° Assimilation plus grande des chlorures, de la chaux et de la magnésie ; 3° Action d'épargne sur tous les tissus riches en phosphore ; 4° Elimination rapide de l'acide urique préformé et diminution considérable dans sa formation.

Les eaux de Châtel-Guyon sont donc *puissamment dépuratives, reconstituantes et toniques, essentiellement modificatrices et régénératrices* totius substantiæ.

Ajoutons, pour être complet, que cette thérapeutique trouve un adjuvant précieux dans le climat, qui est doux, tempéré, exempt d'humidité et à l'abri des vents d'ouest, dans un sol granitique, surtout volcanique, qui est très perméable, et dans une altitude de 400 mètres qui permet de faire parallèlement la cure d'air de petite montagne, si propice aux tempéraments les plus nerveux.

Mode d'emploi. — En *boisson* (c'est la partie essentielle de la médication) ; en *bains à eau courante* de 33 ou 28 degrés (température native) ; et en *grandes irrigations* de l'intestin : tels sont, à l'exclusion de beaucoup d'autres inutiles à rappeler ici, les trois principaux modes d'emploi qui trouvent une application constante dans la thérapeutique hydrominérale des *enfants* à notre station.

Indications. — Les praticiens qui ont l'habitude de la médecine infantile ou que leur spécialisation met en rapport avec un grand nombre de petits malades savent combien, à notre époque, les affections du tube digestif sont fréquentes chez eux, surtout depuis ces dernières années. Sans vouloir entrer dans la discussion, fort intéressante cependant, des causes multiples qu'on est en droit d'invoquer à cet égard, nous retiendrons toutefois le rôle considérable que joue vis-à-vis de *l'enfant* le genre d'alimentation auquel il est soumis.

Les *trop alimentés*, les *mal alimentés*, les *sevrés prématurément*, les *débilités congénitaux*, qui hélas ! sont légion, tôt ou tard sont destinés à devenir des clients de la station de Châtel-Guyon.

Dès le jeune âge, ces enfants sont atteints de *gastro-entérite aiguë*, affection qui s'installe à *répétition* chez eux et, en fin de compte, deviennent dans la seconde enfance des *dyspeptiques et des constipés !*

Viennent se joindre à eux les *gros mangeurs*, à mastication hâtive, qui encombrent d'aliments leur tube digestif et souvent aussi se gavent de liquides : autres *dyspeptiques*, autres *constipés !*

Presque tous ces petits malades présentent un estomac plus ou moins dilaté, assez souvent de la congestion du foie, ou tout au moins de l'acholie par poussées successives. Ils sont pâles, mous, tristes, nerveux, paresseux au jeu comme à l'étude : ce sont, en somme, des *intoxiqués* et des *déminéralisés-anémiés*.

Malheureusement le cycle de leurs misères ne se borne pas là : nombre de maladies, et non des moindres, les guettent sournoisement au fur et à mesure de leur évolution. C'est alors qu'ils sont facilement la proie des *entéro-colites aiguës (choléra sec)*, si bien décrites par M. le professeur Hutinel, des *crises abdominales douloureuses de l'enfance*, étudiées de façon si intéressante par M. le Dr Rousseau-Saint-Philippe, de *l'entérite muco-membraneuse*, qui débute presque toujours chez l'enfant par un état aigu, de *la lithiase intestinale*, de *la typhlite*, des *coliques appendiculaires*, de *l'appendicite*, des *accès fébriles d'intoxication* avec ou sans albuminurie, etc., toutes affections de longue durée ou à répétition, et le plus souvent graves.

Nous venons ainsi d'énumérer les principales *indications*, sorte de longue chaîne dont tous les anneaux se tiennent étroitement unis, du premier, la *dyspepsie*, au dernier, *l'infection et la déminéralisation*.

Tributaires donc de notre station sont les *gros ventres tympaniques*, tributaires aussi les *gros ventres flasques*, ces deux types abdominaux auxquels M. le professeur Ausset a consacré deux leçons cliniques si judicieuses et si documentées.

Tributaires également les pauvres petits patients que torture à tout instant la *fièvre arthritique*, si bien mise en lumière par M. le Dr Comby.

L'*arthritisme* n'est point seulement l'apanage de l'homme fait, de l'âge adulte en un mot. On naît *arthritique*, ou, si l'on aime mieux, avec des aptitudes ou des prédispositions à l'*arthritisme*, et, dès le jeune âge, alors qu'on ne compte seulement que quelques jours, on présente déjà cette *tendance à l'acidité* qui caractérise le tempérament arthritique. Ce dernier fait sa nutrition, en effet, sur un sol *acide, riche en chlorures, aux dépens de la soude et de la magnésie*.

N'oublions pas que la *dyspepsie* et ses multiples *conséquences* sont habituellement le tribut des arthritiques.

Aussi croyons-nous devoir insister sur ce point : à savoir que, si l'on veut poursuivre la modification du terrain et l'amendement du sol arthritique, on ne saurait s'y prendre de trop bonne heure. C'est au *seuil* de la vie, c'est-à-dire *vers 2 à 3 ans*, qu'il faut entreprendre la thérapeutique de *reminéralisation*, que réalise si efficacement et si complètement la cure hydrominérale appropriée.

Les eaux de Châtel-Guyon, par leur composition polymétallique et leur action sur la nutrition, répondent exactement à ce but : ce sont des eaux sodiques, calciques et magnésiennes, et précisément ce sont chez les arthritiques la soude, la chaux et la magnésie que vise surtout leur déminéralisation. La transformation du terrain, en vue de l'équilibre normal des échanges minéraux, se trouve donc assurée par cette thérapeutique hydro-minérale.

Action *double*, par conséquent, puisqu'elle poursuit à la fois la désinfection et la reminéralisation en même temps que la remise en équilibre des fonctions du tube digestif et de ses annexes.

A Châtel-Guyon, nous enverrons donc les *enfants dyspeptiques, constipés, intoxiqués, déminéralisés*. Châtel-Guyon est, en un mot, la station des *atones du tube digestif et des atones généraux*.

D'une façon générale, les *contre-indications* de la cure à Châtel-Guyon sont : les états fébriles aigus, les affections tuberculeuses, les affections du cœur et des gros vaisseaux, les néphrites parenchymateuses et les débilitations nerveuses profondes.

Résultats. — Depuis dix ans, notre station voit chaque année s'augmenter dans de notables proportions le nombre de ses petits clients. Le moment n'est pas éloigné, peut-on dire sans être taxé d'exagération, où enfants et adultes composeront, à part égale, la population de ses baigneurs. Cette affluence, sans cesse croissante d'année en année, n'est due exclusivement qu'aux résultats constants que donne la médication hydrominérale chez les *enfants* atteints des affections citées plus haut.

Tous les déminéralisés, tous les retardataires de la nutrition, tous les chétifs, chez qui la croissance et la formation se font difficilement, et qui portent avec eux les stigmates de l'arthritisme, c'est-à-dire la dyspepsie, la constipation et ses multiples complications, se transforment à vue d'œil sous l'action bienfaisante et réellement curative de ces eaux minérales.

A peine la première moitié de la cure est-elle atteinte que déjà, chez eux, le teint s'anime, l'œil s'éclaire, l'appétit se réveille, les digestions redeviennent normales et les garde-robes se régularisent.

Les crises douloureuses, les débâcles de glaires, de muco-membranes et de sable intestinal, les accès de fièvre enfin s'espacent d'abord, diminuent d'intensité, puis disparaissent.

L'enfant, de mou, taciturne, nerveux et triste qu'il était auparavant, devient peu à peu gai, actif, joueur, de caractère égal, les yeux bien ouverts sur le monde extérieur. Les chairs redeviennent fermes et colorées ; on le voit reprendre du poids.

Souvent, dans les cas légers et récents, une seule cure hydro-minérale lui suffit pour enrayer définitivement son état maladif et recouvrer toute sa vitalité.

Dans d'autres cas plus intenses, deux ou trois saisons *consécutives* lui sont nécessaires pour remonter le courant et voler de ses propres ailes. Mais, quoi qu'il en soit, un bénéfice réel et très appréciable se peut toujours constater après la première cure et doit être un encouragement à persévérer, l'année suivante, dans la médication tentée une première fois. Nous voudrions qu'on tînt grand compte de la remarque suivante : les *résultats* de deux ou trois cures successives ne se totalisent pas, mais se *multiplient*, et, quand il en a besoin, priver le petit malade d'un second traitement sous prétexte que le premier n'a pas donné tout le plein effet qu'on en attendait, c'est toujours reculer sa guérison à une époque indéterminée, souvent éloignée, et le rejeter dans l'inconnu.

Les eaux de Châtel-Guyon ont, depuis quelques années, une vogue grandissante et de bon aloi, parce que leur réputation, étrangère à cette réclame tapageuse et toute de surface, si prisée à notre époque, ne repose que sur les services rendus aux malades qui se succèdent, chaque année, de plus en plus nombreux, dans cette jolie station d'Auvergne.

Nous croyons donc avoir fait œuvre utile en rappelant brièvement les *résultats* indiscutables que donne chez les *enfants* ce traitement hydro-minéral, résultats d'ailleurs bien connus de la plupart de nos spécialistes des maladies infantiles.

(Extrait de la *Pédiatrie pratique*, journal de clinique et de thérapeutique infantiles.)

Action des Eaux de Châtel - Guyon

sur la Nutrition

Expérience personnelle

Nous sommes, en médecine, à une période de transition, longue période de transformations où vieilles idées, vieux systèmes, vieilles formules — vérités d'hier — viennent se fondre au creuset de l'expérimentation pour former la vérité de demain. Si Raynaud, à son époque, disait avec juste raison que, « pour rendre de réels services, la science de l'hydrologie doit se placer résolûment sur le terrain de la clinique », M. le professeur A. Robin a pu indiquer à son tour quelle marche doit suivre et quelle orientation doit prendre désormais l'étude hydrominérale : « A côté des indications laborieusement édifiées par la clinique, dit-il, la chimie de la nutrition peut créer, pour ainsi dire *a priori*, une voie nouvelle et féconde qui ouvre à la médecine thermale des horizons inattendus (1) ». C'est que, en effet, une science alors inconnue, la *Chimie biologique*, est venue depuis nous apporter toute une suite de moyens nouveaux d'investigation et que, sans rien renier ni délaisser des multiples observations si laborieusement accumulées par la clinique, force nous est de suivre maintenant un autre guide pour aller, dans l'intimité des tissus, à la recherche des secrets et des lois, jusqu'alors insaisissables, de ces métamorphoses trophiques dont la résultante est la vie. Mais ces investigations elles-mêmes, ces recherches profondes de la cause et du caractère des migrations, des mutations et des oxydations de l'organisme verraient bientôt leur champ d'exploration se rétrécir et leur action se limiter, si la Chimie biologique ne trouvait également une aide puissante et directrice dans une autre science, celle-ci toute neuve, la *Minéralogie biologique*.

« La *Minéralogie biologique* s'occupe des minéraux qui entrent dans la constitution des plantes, des animaux et de l'homme ;

(1) A. Robin. Médecine moderne, 1891, n° 24.

elle s'occupe de leur origine, de toutes leurs combinaisons biologiques, de leurs rapports avec la matière protéique, avec la matière azotée. Elle nous donne le droit d'investigation partout où se trouve la matière vivante sous quelque forme qu'elle se présente (1) ». Cette définition nous montre le rôle que doit jouer et la place que doit prendre le minéral dans l'étude de la chimie des échanges, et, par suite, nous permet d'envisager un avenir prochain où la Science hydrominérale, définitivement dégagée des entraves et des obscurités de l'observation empirique, élargissant son horizon, verra enfin se fixer ses lois, s'affirmer ses méthodes et se préciser ses applications.

L'expérience que nous avons tentée des eaux de Châtel-Guyon sur la nutrition se réclame de ces idées nouvelles.

But et nature de l'expérience. — Régime et ration alimentaires. Notations diverses faites au cours de l'expérience

L'urologie de Châtel-Guyon, on peut le dire, était restée tout entière à faire. Divers auteurs, Voury, de Lavarenne et Baraduc, entre autres, signalent bien l'augmentation du volume de l'urine, ainsi qu'une petite augmentation de l'urée ; mais, à dire vrai, on s'était jusqu'ici beaucoup plus préoccupé de noter les phénomènes objectifs produits par l'action des eaux que d'étudier les modifications profondes et les transformations intimes, imposées à l'organisme par cette même action. Ce sont ces recherches. très intéressantes, que nous avons entreprises et dont nous publions les résultats. Nous nous sommes proposé, dans cette expérience qui a été faite à Châtel-Guyon même, de dégager d'une façon aussi nette que possible l'action des eaux de Châtel-Guyon sur la nutrition. A cet effet, avec un régime alimentaire toujours le même et après une période d'entraînement de quatre jours, nous avons partagé notre expérience en deux périodes de huit jours chacune : la première a été consacrée à l'action de l'eau prise en boisson seule, la seconde à l'action de l'eau prise simultanément en boisson et sous forme de bains. Une analyse des urines de chaque jour était faite en même temps.

On sait que la physiologie est arrivée à fixer d'une façon précise la quantité et le genre des substances alimentaires nécessaires à l'entretien de la vie chez un homme adulte. Ces substances alimentaires sont de trois espèces : albuminoïdes, hydrates de carbone et graisses ; et il faut de chacune à un homme adulte au repos, de poids, de taille et d'âge moyens,

____

(1) J. Gaube. Cours de Minéralogie biologique, 1897.

les proportions que nous donnons ci-dessous et qui constituent la ration d'entretien :

100 gr. d'albumine ;
45 gr. 4 de graisse :
373 gr. d'hydrates de carbone.

Nous nous sommes donc composé un régime alimentaire d'après les tables de Kœnig, en nous efforçant de nous rapprocher le plus possible de ces données physiologiques et, tout au moins, de satisfaire à la loi qui veut que la totalité des aliments ingérés dans les vingt-quatre heures représente un minimum de 2.000 calories. Voici donc quel a été notre régime alimentaire pendant toute la durée de l'expérience, soit vingt jours ; ajoutons de suite qu'il a été rigoureusement et scrupuleusement observé et que, durant tout ce temps, l'alimentation n'a pas varié une seule fois tant au point de vue de la qualité qu'au point de vue de la quantité.

TABLEAU N° 1   **Régime alimentaire**

MATIN			MIDI			SOIR	
					gr.		gr.
OEuf	un		Bœuf	100		Bœuf	100
Pain . . .gr.	50		Pain	150		Pain	100
Sel . . . »	2		Sel	4		Sel	4
Eau. . . »	200		Eau. . . .	400		Eau. . . .	400
»	»		Vin	200		Vin. . . .	200
»	»		Macaroni . .	50		Macaroni . .	50
»	»		Biscuits de Reims.	50		Biscuits de Reims.	50
»	»		Gruyère . .	25		Gruyère . .	25
»	»		Beurre. . .	15		Beurre. . .	15

Le tableau suivant montre quelle a été, par vingt-quatre heures, notre ration d'entretien en albumine, hydrates de carbone, graisses et boissons :

TABLEAU N° 2   **Ration d'entretien**

ALIMENTS	Quantités	Subst. azot.	Hyd. de car.	Graisses	Boissons
		grammes	grammes	grammes	grammes
OEuf.	un	6	»	7	»
Pain. . . . .gr.	300	21	156	3	»
Bœuf . . . . »	200	40.16	»	3,48	»
Macaroni . . . »	100	9,02	76,77	0,30	»
Biscuits de Reims . »	100	8,55	73,28	0,98	»
Gruyère. . . . »	50	15,75	»	12	»
Beurre . . . . »	30	»	»	30	»
Boissons . . . »	1.400	»	»	»	1.400
TOTAUX		100,48	306,05	56,76	1.400

En faisant le calcul en calories, nous obtenons les chiffres
ci-dessous :

100ᵍʳ,48 d'albumine	411,968	calories
306ᵍʳ,05 d'hydrate de carbone . .	1254,805	—
56ᵍʳ,76 de graisses	527.868	—
Total	2194,641	calories

Mais les albuminoïdes, les hydrates de carbone et les graisses
ne sont pas, ainsi que nous le disions plus haut, les seuls
éléments constituants des substances alimentaires. Restent
encore à évaluer les *minéraux*, qui ne sont nullement quantités
négligeables. Si l'on veut bien admettre que des minéraux
entrent dans la composition de l'animal et de l'homme, aussi
bien que dans la composition du végétal, il n'est plus possible
de se désintéresser de l'existence, de la production, des transformations, des combinaisons et des migrations de ces minéraux à travers l'organisme humain. Il nous reste donc à déter-
miner quelle est, dans notre alimentation, la proportion de
chacun de ces minéraux.

Nous avons emprunté à un travail intitulé *Coefficient de minéralisation alimentaire et d'excrétion de l'homme et du cheval* (1)
les chiffres moyens de matières azotée et minérale journalières
ingérées par kilogramme de poids vif, avec une alimentation
quelconque. Avec ces données et en tenant compte de notre
poids initial, soit 64 kil. 500, nous avons pu facilement déduire
les quantités de matières azotée et minérale nécessaires à notre
entretien. Nous les donnons ci-dessous :

TABLEAU Nᵒ 3. — MATIÈRES AZOTÉE ET MINÉRALE JOURNALIÈRES
NÉCESSAIRES POUR UN POIDS DE 64 KIL. 500 (Alimentation quelconque)

Azote	15 ᵍʳ	33810
Acide phosphorique	4	405995
Acide sulfurique	0	4207335
Chlore	10	2555
Chaux	1	4835
Magnésie	1	02555
Potasse	5	06325
Soude	8	92930
Fer	0	0792060

D'autre part, nous avons, dans le tableau nᵒ 4, décomposé en
azote et en matière minérale les substances de notre régime
alimentaire. On voit que, à ce double point de vue, nous nous
sommes, dans notre régime spécial, sensiblement rapproché des
chiffres moyens indiqués plus haut (alimentation quelconque).

____

(1) J. Gaube. Extrait de la *Revue médicale*.

DÉCOMPOSITION on :	ŒUF (un)	PAIN (300 gr.)	SEL (10 gr.)	BŒUF (200 gr.)	MACARONI (100 gr.)	BISCUITS (100 gr.)	GRUYERE (50 gr.)	EAU (1.000 gr.)	VIN (400 gr.)	TOTAL
	gr.	gr.	gr.	gr.	gr.	gr.	gr.	gr	gr.	gr.
Azote.	1.17	3.54	»	5.32	3.41	1.185	2.50	. »	»	17.125
Acide phosphorique	0.3166	0.9012	»	1.496	0.174840	0.149985	0.21855	»	0.009676	3.266851
Acide sulfurique .	0.017	0.01623	»	0.0096	»	»	»	0.004	0.0692	0.11603
Chlore	0.2928	0.08316	6 »	0.0366	»	0.1773	1.2096	0.008	»	7.80746
Chaux	0.0826	0.28515	»	0.0576	0.1372	0.42	0.1715	0.098	0.00328	1.25533
Magnésie . . .	0.0189	0.3084	»	0.124	»	0.019364	»	0.023	0.0024	0.556064
Fer	0.022094	0.01782	»	0.022	»	Caract.	»	»	»	0.061914
Soude	0.18889	0.0726	3.30	0.18	»	0.05434	1.06132	»	»	6.85715
Potasse	0.3856	0.284	»	1.26	»	0.004825	»	0.004	0.602	2.540425
Alcool	»	»	»	»	»	»	»	»	30 »	30 »

Période	JOURS	BAROMÈTRE	THERMOMÈTRE			EAU MINÉRALE & BAINS	SELLES	POULS		TEMPÉRATURE		POIDS DU CORPS
			Matin	Midi	Soir			Matin	Soir	Matin	Soir	
Période prébalnéaire	1	721. Couvert. Averse et vent.....	23°	24°	20°	Période prébalnéaire	Une dure.	64	72	36.7	36.6	64ᵏ500
	2	721. Orage. Vent. Couvert......	15°	16°	14°		Une pâteuse.	68	68	36.3	36.1	
	3	724. Nuageux	15°	19°	17°		2 : 1 dure, peu ; 1 forte, liq.	64	70	36.0	36.3	
	4	720. Vent chaud. Beau.........	20°	23°	20°		1 ordinaire.	64	72	36.4	36.5	64.400
Période de boisson	5	719 Orageux. Pluie continue....	19°	17°	14°	1.000 gr.	1 pâteuse la nuit.	66	70	37.2	36.4	
	6	720 Vent. Couvert. Éclaircies ...	15°	16°	13°	---	2 : 1 pâteuse ; 1 dure (peu)	68	68	36.3	36.2	64.800
	7	719. Nuageux. Averse........	16°	19°	14°	—	2 pâteuses.	72	68	36.5	36.2	64.650
	8	719. Nuageux. Vent	15°	19°	12°	—	1 pâteuse.	68	66	36.4	36.0	64.600
	9	720. Couvert. Vent	17°	19°	15°	—	2 pâteuses.	70	68	36.8	36.1	64.300
	10	721. Nuageux. Lourd. Pluie d'orage.	21°	23°	19°	—	1 pâteuse.	66	76	36.1	36.8	64.350
	11	722. Couvert. Pluie d'orage......	17°	19°	17°	---	1 pâteuse.	76	70	37.1	36.2	64.600
	12	722. Nuageux................	17°	20°	18°	—	1 pâteuse.	70	78	36.5	36.9	64.950
Période de boisson et bains	13	720. Nuageux. Vent Averses....	19°	16°	18°	1.000 gr. et un bain	1 pâteuse.	76	74	36.1	36.7	64.450
	14	723. Nuageux. Vent. Averses....	19°	20°	17°		3 pâteuses (petites).	68	72	36.1	36.1	64.450
	15	721. Vent chaud. Beau temps....	16°	21°	21°	—	2 pâteuses.	78	74	36.9	36.9	64.250
	16	720. Orage. Couvert	16°	19°	17	—	2 pâteuses.	68	72	36.4	36.1	64.200
	17	718. Averses. Couvert	15°	16°	14°	—	2 pâteuses.	68	70	36.3	36.4	64.200
	18	728. Vent. Nuageux...........	12°	19	10°	—	4 pâteuses (petites).	66	64	36.1	36.2	64.200
	19	729. Vent. Nuageux......	13	16°	15°	—	1 pâteuse.	72	66	36.5	36.1	64.450
	20	725. Vent. Nuageux...........	17	19°	12°	—	1 pâteuse.	66	64	36.4	36.2	64.350

Enfin nous avons soigneusement noté, jour par jour, l'état barométrique et thermométrique du lieu, le poids du corps et le nombre des selles ; nous avons pris, soir et matin, le pouls et la température axillaire. Ce sont ces notes et observations, recueillies pendant l'expérience, qui font l'objet du tableau n° 5.

Comme on le peut facilement constater, pendant tout le cours de notre expérience, la moyenne barométrique a été de 721 et la température moyenne de 16 degrés environ. Le pouls a oscillé entre 64 et 78 et la température axillaire entre 36° et 37°2. Le poids du corps est resté sensiblement le même : en débutant, il était de 64^{k}500 et, le vingtième jour, de 64^{k}350. Enfin les selles ont été régulières et, si, certains jours, elles ont été un peu plus nombreuses, jamais elles n'ont excédé le poids normal dans leur totalité : l'intestin semblait plus disposé que de coutume à fonctionner, sans que le produit lui-même ait subi pour cela une augmentation de volume. Ajoutons que l'exercice physique, par jour, peut être évalué à quatre kilomètres environ.

La période d'essai prébalnéaire s'est prolongée quatre jours ; ce n'est que le cinquième jour que nous avons remplacé par mille grammes d'eau de Châtel-Guyon (source Marguerite) les mille grammes d'eau ordinaire inscrits au tableau de notre régime alimentaire. Sur ce litre d'eau minérale, il a été pris 200 grammes une demi-heure au moins avant le déjeuner de midi et 200 grammes avant le repas du soir ; les 600 autres grammes étaient mêlés au vin pendant les repas. La période de *boisson* seule a duré huit jours pleins, du cinquième au douzième jour inclus ; la période de *boisson et bains* a également ment duré huit jours pleins, du treizième au vingtième jour. Nous sommes resté vingt minutes dans chaque bain, donné à 28° et à eau courante.

Résultat des analyses d'urines. — Action des Eaux de Châtel-Guyon en boisson. — Action en boisson et bains. — Relation entre les matières azotée et minérale journalières ingérées et les matières azotée et minérale journalières éliminées par les urines.

Nous avons réuni les analyses d'urines en deux tableaux : le premier donnant les résultats par litre, le second ceux des vingt-quatre heures.

	JOURS	VOLUME	RÉSIDU ORGANIQUE	RÉSIDU INORGANIQUE	RÉACTION	DENSITÉ	AZOTE TOTAL	AZOTE DE L'URÉE	URÉE	RAPPORT AZOTURIQUE	ACIDE URIQUE	CHLORURES	ACIDE PHOSPHORIQUE	Rapport de PH2O5 A L'AZOTE TOTAL	CHAUX	MAGNÉSIE	ACIDE SULFURIQUE
Période prébalnéaire	1 2 3 4	1250	30.61	14.9	acide	1017.5	13.12	11.64	24.96	88.7	0.588	11.385	2.20	16.7	0.403	0.141	3 025
		1125	31.23	15.23	—	1024	13.34	11.36	24.36	85.2	0.46	13.53	2 20	16.4	0.495	0.158	3.036
Période de boisson	5 6 7 8 9 10 11 12	1125	34.45	16.31	acide	1025.5	13.87	12.08	25.89	87.0	0 48	15.71	1.65	11.9	0.753	0.253	3.276
		1540	26.64	14.34	—	1021	10.90	9.39	20.14	86.1	0 40	12.54	1.50	13.7	0.644	0.225	2.486
		1250	38.68	16.12	—	1025	13.15	11.39	24.42	86.6	0.36	15.01	1.70	12.9	0.733	0.278	3.137
		1125	46.94	15.02	—	1026	15.04	13.59	29.12	88.3	0.357	14.52	1.95	12.6	0.719	0.298	3.423
Période de boisson et bains	13 14 15 16 17 18 19 20	1500	27.03	15.04	acide	1021.5	11.36	10.10	21.66	88.9	0.273	13.035	1.40	12 3	0.565	0.231	2.70
		1145	36.86	16.31	—	1026	13.84	11.71	25.25	85.1	0.25	16.005	1.75	12 6	0.669	0.270	3.376
		1250	31.64	14.66	—	1024	13.26	11.52	24.69	86.8	0 23	14.355	1.70	12.8	0.649	0.264	3.015
		1435	28.64	14.52	—	1022	11.10	9.87	21.16	88.0	0.25	13.1275	1.60	14.4	0.602	0.236	2.679

	JOURS	VOLUME	EXTRAIT	RÉSIDU ORGANIQUE	RÉSIDU INORGANIQUE	RÉACTION	DENSITÉ	AZOTE TOTAL	AZOTE DE L'URÉE	URÉE	RAPPORT AZOTURIQUE	ACIDE URIQUE	CHLORURES	ACIDE PHOSPHORIQUE	Rapport de Ph2 O5 à l'azote total	CHAUX	MAGNÉSIE	ACIDE SULFURIQUE
Période prébalnéaire	1 2	1250	55.87	38.26	17.61	Acide	1017.5	16.40	14.56	31.20	88.7	0.735	14.22	2.75	16.7	0.503	0.176	3.781
	3 4	1125	52.26	35.13	17.13	—	1024 »	15.00	12.78	27.405	85.2	0.517	15.21	2.47	16.4	0.556	0.177	3.415
Période de boisson	5 6	1125	57.10	38.76	18.34	—	1025.5	15.61	13.58	29.126	87.0	0.540	17.44	1.85	11.9	0.847	0.284	3.685
	7 8	1540	63.10	41.02	22.08	—	1021 »	16.79	14.47	31.015	86.1	0.616	19.30	2.31	13.7	0.991	0.346	3.828
	9 10	1250	68.50	48.35	20.15	—	1025 »	16.43	14.24	30.52	86.6	0.450	18.76	2.12	12.9	0.916	0.347	3.921
	11 12	1125	70.38	52.81	17.57	—	1026 »	17.30	15.28	32.76	88.3	0.401	16.33	2.19	12.6	0.808	0.335	3.850
Période de boisson et bains	13 14	1500	63.10	40.54	22.56	—	1021.5	17.04	15.16	32.45	88.9	0.409	19.55	2.10	12.3	0.847	0.346	4.05
	15 16	1145	60.87	42.20	18.67	—	1026 »	15.85	13.49	28.91	85.1	0.286	18.31	2.00	12.6	0.766	0.309	3.865
	17 18	1250	57.87	39.55	18.32	—	1024 »	16.58	14.40	30.86	86.8	0.287	17.93	2.12	12.8	0.811	0.330	3.768
	19 20	1435	61.93	41.10	20.83	—	1022 »	15.93	14.16	30.36	88.9	0.358	18.81	2.29	14.4	0.863	0.338	3.844

Le tableau n° 8 donne la moyenne des analyses effectuées avant et pendant l'usage des eaux de Châtel-Guyon, d'abord en boisson seule, puis en boisson et en bains :

TABLEAU N° 8 — **Moyenne des Analyses**

Action des eaux prises **en boisson**			**En boisson et bains**		
	Période prébalnéaire	Période de boisson	Différence	Période prébalnéaire	Période de boisson et bains	Différence
Volume	1187.5	1260	+ 72.5	1187.5	1332.5	+ 145
Réaction.	acide	acide	=	acide	acide	=
Densité	1020.7	1024.4	+ 3.7	1020.7	1023.3	+ 2.6
Azote total . . .	15.70	16.53	+ 0.83	15.70	16.35	+ 0.65
Azote de l'urée . .	13.67	14.39	+ 0.72	13.67	14.30	+ 0.63
Urée	29.30	30.85	+ 1.55	29.30	30.65	+ 1.35
Rapport azoturique .	85.4	87.0	+ 1.6	85.4	87.4	+ 2.0
Acide urique . .	0.626	0.501	— 0.125	0.626	0.335	— 0.291
Chlorures	14.71	17.95	+ 3.24	14.71	18.65	+ 3.94
Acide phosphorique .	2.61	2.11	— 0.50	2.61	2.12	— 0.49
Rapport de Ph2o5 à l'azote total	16.5	12.7	— 3.8	16.5	13.025	— 3.475
Chaux	0.529	0.890	+ 0.361	0.529	0.821	+ 0.292
Magnésie . . .	0.176	0.328	+ 0.152	0.176	0.330	+ 0.154
Acide sulfurique . .	3.598	3.821	+ 0.223	3.598	3.881	+ 0.283

D'une façon générale, l'action de l'eau de Châtel-Guyon sur la nutrition se traduit donc par :

TABLEAU N° 9

UNE AUGMENTATION	UNE DIMINUTION
1° Du volume de l'urine.	
2° De la densité.	
3° De l'azote total.	1° De l'acide urique.
4° De l'azote de l'urée.	
5° De l'urée.	2° De l'acide phosphorique.
6° Du rapport azoturique.	
7° Des chlorures.	3° Du rapport Ph2O5 à l'azote total.
8° De la chaux.	
9° De la magnésie.	
10° De l'acide sulfurique.	

DÉCOMPOSITION EN ÉLÉMENTS	AZOTE ET MATIÈRE MINÉRALE INGÉRÉS PAR JOUR			AZOTE ET MATIÈRE MINÉRALE ÉLIMINÉS PAR JOUR				
	Aliments	Eau minérale	Total	Total n° 1 (Boisson seule)	A — Par les urines (Période de boisson)	B Par les fèces (2)	C — Par les urines (Pér. de bois. et bains)	Total n° 2 (Boisson et bains)
Azote..........	17gr125	»	17gr125	18gr31020	16gr53	1gr78020	16gr35	18gr1302
Acide phosphorique	3.266851	traces	3.266851	2.323753	2.11	0.213753	2.12	2.333753
Acide sulfurique	0.11603	0gr3516	0.46763	3.954515	3.821	0.133515	3.881	4.014515
Chlore	7.80746	2.1593	9.96676	15.90535	10.88725	5.0181	11.3099375	16.3280375
Chaux	1.25533	0.6845	1.93983	1.9736	0.890	1.0836	0.821	1.9046
Magnésie (1)....	0.556064	0.3950	0.951064	0.929785	0.328	0.601785	0.330	0.931785

(1) La soude et la potasse, n'ayant pas été dosées dans les analyses d'urines, n'ont pu figurer dans ce tableau.

(2) Les chiffres d'élimination par les fèces ont été déduits également des données, ramenées au kilogramme du poids vif chez l'homme, que renferme le travail cité plus haut : J. Gaube, *Coefficient de minéralisation alimentaire et d'excrétion de l'homme et du cheval.* (Nous n'avons pas fait l'analyse des excreta rendus par les selles au cours de l'expérience).

Nota. — La colonne B s'additionne à gauche avec la colonne A pour former le total n° 1, et à droite avec la colonne C pour former le total n° 2.

Le tableau n° 10 montre la relation qui existe entre les matières azotée et minérale qui composaient notre alimentation ainsi que notre traitement hydrominéral et les matières azotée et minérale qui, quotidiennement, étaient éliminées par les urines. Pour rendre ce tableau plus saisissant et permettre de comparer utilement les recettes avec les dépenses de notre organisme pendant le cours de cette expérience, nous avons ajouté une colonne indiquant l'élimination moyenne par les fèces, tout en faisant remarquer cependant que cette élimination moyenne des excreta par les fèces est en rapport, non avec les ingesta de notre régime alimentaire spécial, mais avec ceux du tableau n° 3 (alimentation quelconque).

De l'examen du tableau qui précède et où se trouve inscrit, pour ainsi dire, le budget des recettes et dépenses, en azote et en minéraux, de notre organisme pendant l'expérience, il résulte que :

1° Les dépenses en *azote* l'emportent quelque peu sur les recettes, exactement 1 gr. 18520 en plus ;

2° Les dépenses en *acide phosphorique* sont moindres que les recettes, soit 0 gr. 943098 en moins ;

3° Les dépenses en *acide sulfurique* sont supérieures aux recettes de 3 gr. 486885 ;

· 4° Les dépenses en *chlore* excèdent les recettes de 5 gr. 93859;

5° Les dépenses en *chaux* et *magnésie* se balancent avec les recettes.

Les résultats concernant l'*azote*, l'*acide phosphorique* et l'*acide sulfurique* confirment d'une façon mathématique ceux que nous avons déjà donnés plus haut (tableau n° 9).

Quant à l'augmentation du *chlore* dans les excreta, elle trouve son explication et dans la différence de la matière minérale ingérée d'après le tableau n° 3 et dans la rotation qui s'établit constamment dans les excreta entre le phosphore et le chlore.

Enfin la *chaux* et la *magnésie* n'offrent aucune remarque particulière à faire, puisqu'elles s'équilibrent dans leurs entrées et dans leurs sorties.

INTERPRÉTATION DES RÉSULTATS OBTENUS

Action de l'eau en boisson

Augmentation. — 1º L'augmentation de la *quantité d'urine* est en rapport avec l'état de la tension artérielle (Aguilhon, Laborde, Voury), mais elle est due principalement à l'élévation du coefficient dialytique des eaux, d'où une plus grande activité sécrétoire des reins ;

2º La *densité* plus élevée trouve son explication dans la plus grande quantité de matériaux solides de l'urine ;

3º L'accroissement de l'*azotate total*, de l'*azote de l'urée* et de l'*urée* prouve une augmentation des échanges en principes azotés, une désintégration des matières albuminoïdes plus active;

4º L'élévation du *rapport azoturique* signifie une oxydation plus complète des produits azotés de la désassimilation.

D'autre part, il n'y a pas eu excès de désagrégation organique ni de désassimilation, puisque le poids du corps est resté sensiblement le même pendant tout le cours de l'expérience ;

5º L'augmentation des *chlorures*, de la *chaux* et de la *magnésie* s'explique par leur présence même dans l'eau minérale absorbée ;

6º L'accroissement du taux de l'*acide sulfurique* prouve une oxydation plus complète du soufre qui entre dans la constitution des matières albuminoïdes et qui est le résultat de sa transformation en sulfates dans l'organisme. C'est encore un produit de la désassimilation.

Diminution. — 1º La diminution de l'*acide urique*, qui est un produit de nutrition nucléaire et de la désassimilation des tissus collagènes, conjonctifs et fibreux, indique un ralentissement dans les échanges de ces tissus. Nous devons aussi faire remarquer (voir le tableau nº 7) que, pendant les quatre premiers jours du traitement interne (période de boisson seule), la proportion d'*acide urique* s'est accrue pour ensuite diminuer d'une façon progressive et constante jusqu'à la fin de l'expérience. Cette élévation momentanée du chiffre de l'acide urique ne peut provenir que d'une décharge de l'acide urique préformé. On voit de suite quelle déduction se peut tirer de cette double constatation ;

2º La diminution de l'*acide phosphorique* est en rapport avec une désassimilation moindre des organes riches en phosphore, des tissus riches en nucléines ;

3° La diminution du *rapport* Ph^2O^5 *à l'azote total* correspond à une diminution dans la désintégration des organes riches en phosphore et des organes à la fois riches en azote et en phosphore (système nerveux, globules rouges du sang, etc.). De cette diminution de l'acide phosphorique et du rapport Ph^2O^5 à l'azote total il résulte donc une *action d'épargne* sur tous les tissus riches en phosphore.

Action particulière du bain

Si l'on veut bien comparer (tableau n° 8) les résultats obtenus dans la période de boisson seule avec ceux donnés par la période de boisson et bains, on constate en faveur de cette dernière :

1° Une augmentation du volume de l'urine ;
2° Une augmentation du rapport azoturique ;
3° Une augmentation dans la diminution de l'acide urique ;
4° Une augmentation de l'acide sulfurique.

Les autres éléments (sauf les chlorures, dont la quantité s'est sensiblement accrue) donnent des résultats à peu près semblables.

Le bain à eau courante, à Châtel-Guyon, aide donc l'action de l'eau prise en boisson, en activant davantage encore la sécrétion du rein, les oxydations azotées et l'oxydation du soufre de l'organisme et en diminuant, dans une proportion considérable, la formation de l'acide urique.

Conclusions

Il nous reste à tirer les conclusions que comporte cette expérience, dont maintenant toutes les données sont connues. L'action des eaux de Châtel-Guyon sur la nutrition, que ces eaux soient prises en boisson seule où mieux encore en boisson et bains, se traduit de la façon suivante :

1° Activité plus considérable dans la sécrétion des reins ;
2° » dans les échanges azotés ;
3° » dans les oxydations ;
4° Assimilation plus grande des chlorures, de la chaux et de la magnésie ;
5° Action d'épargne sur tous les tissus riches en phosphore;
6° Elimination rapide de l'acide urique préformé et diminution considérable dans sa formation.

Si nous ajoutons à ces actions diverses sur l'organisme l'action spéciale et nullement négligeable du bicarbonate de fer, en si grande proportion dans les eaux de Châtel-Guyon, et sur laquelle, bien entendu, notre expérience n'a pu porter, nous trouvons dans les eaux de Châtel-Guyon des eaux **puissamment dépuratives, reconstituantes et toniques.**

Principales Indications

Intestin. — La constipation, l'atonie, la dyspepsie intestinale, les hémorrhoïdes, la typhlite ou pérityphlite, les coliques appendiculaires, l'appendicite chronique, la lithiase intestinale, l'entérite muco-membraneuse, les entérocolites muqueuses ou dysentériformes.

Estomac. — L'hypo ou l'ana-chlorhydrie, la dilatation de l'estomac, les dyspepsies névro-motrices, l'embarras gastrique chronique, le catarrhe stomacal.

Foie. — La congestion et l'engorgement du foie, la lithiase biliaire, la cholécystite, le foie torpide.

Maladies générales. — L'obésité (celle provenant d'un défaut de désassimilation et d'oxydation), le diabète gras, la goutte (à la période où la nutrition est retardante), les auto-intoxications chroniques, l'anémie (celle dont les échanges azotés sont diminués et les oxydations amoindries), la chlorose, le lymphatisme, les fièvres paludéennes et les affections des pays chauds (anémies essentielles et anémies secondaires), les congestions passives des centres nerveux.

En résumé, Châtel-Guyon est la station des *atones du tube digestif et des atones généraux.*

Contre - Indications

« Les eaux de Châtel-Guyon agissent plutôt sur les fonctions que sur les organes eux-mêmes », a dit très exactement le docteur A. Huguet. Les contre-indications de la cure à Châtel-Guyon, par suite, sont les suivantes : les *états fébriles et aigus*, les *altérations ou dégénérescences des tissus*, *l'athéronie*, les *maladies tuberculeuses et cancéreuses*, les *néphrites parenchymateuses*, les *affections du cœur et des gros vaisseaux*, les *débilitations nerveuses profondes*, la *constipation d'origine centrale* par suite de lésion cérébrale, *l'hyperchlorhydrie*, la *grossesse*, *l'âge trop avancé* ou la *première enfance* (jusqu'à deux ans), enfin tous les états morbides qui engendrent les grandes désassimilations ou les oxydations exagérées.

Saint-Dizier. — Typ. et Lith. O. Godard.

DU MÊME AUTEUR .

Les Eaux de Châtel-Guyon et leur action sur la nutrition (Médaille de bronze de l'Académie de Médecine). — . Paris, Masson et Cⁱᵉ, éditeurs.

Notice Médicale sur Châtel-Guyon (Extrait de l'Index clinique et pratique des stations thermales françaises, publié dans le *Bulletin Médical*. — N° du 17 Juin 1899).

Action des Eaux de Châtel-Guyon sur le Microbisme Intestinal. — **Dosage des chlorures et du chlore dans les urines et les fèces pendant et après l'usage des Eaux de Châtel-Guyon** (Médaille d'argent de l'Académie de Médecine). — Paris, Masson et Cⁱᵉ, éditeurs.

Les Indications des Eaux de Châtel-Guyon chez les enfants (Article publié dans la *Gazette des Maladies infantiles*, numéro du 1ᵉʳ mai 1902).

Les Eaux de Châtel-Guyon dans l'Entérite Muco-Membraneuse. — Paris, Masson et Cⁱᵉ, éditeurs.